新就业形态劳动者应对新冠病毒感染个人防护知识50问

本书编写组◎编

中国工人出版社

图书在版编目（CIP）数据

新就业形态劳动者应对新冠病毒感染个人防护知识50问 /《新就业形态劳动者应对新冠病毒感染个人防护知识50问》编写组编. —北京：中国工人出版社，2023.1

ISBN 978-7-5008-8160-5

Ⅰ.①新… Ⅱ.①新… Ⅲ.①劳动者－传染病防治－中国－问题解答 Ⅳ.①R183.3-44

中国版本图书馆CIP数据核字（2023）第008668号

新就业形态劳动者应对新冠病毒感染个人防护知识50问

出 版 人　董　宽
责任编辑　魏　可
责任校对　张　彦
责任印制　栾征宇
出版发行　中国工人出版社
地　　址　北京市东城区鼓楼外大街45号　邮编：100120
网　　址　http://www.wp-china.com
电　　话　（010）62005043（总编室）
（010）62005039（印制管理中心）
（010）82027810（职工教育分社）
发行热线　（010）82029051　62383056
经　　销　各地书店
印　　刷　北京市密东印刷有限公司
开　　本　787毫米×1092毫米　1/32
印　　张　3.125
字　　数　38千字
版　　次　2023年2月第1版　2023年2月第1次印刷
定　　价　12.00元

前言

P R E F A C E

为贯彻落实党中央、国务院决策部署，平稳有序实施新型冠状病毒感染“乙类乙管”，2022 年 12 月 27 日，国务院应对新型冠状病毒感染疫情联防联控机制综合组制定了《关于对新型冠状病毒感染实施“乙类乙管”的总体方案》(以下简称《方案》)。随着病毒变异、疫情变化、疫苗接种普及和防控经验积累，我国新型冠状病毒感染疫情防控面临新形势新任务，防控工作进入新阶段。

为深入贯彻落实《方案》，进一步扎实做好疫情防控工作，引导和带动新就业形态劳动者学习防控知识、增强防病意识、加强自我防护，助力企业复工复产，中国工人出版社组织编写了《新就业形态劳动者应对新冠病毒感染个人防护知识 50 问》。

本书是面向新就业形态劳动者的普及性知识读本，内容规范，以图文并茂的简要问答形式，从基础知识、工作场所、家庭生活和心理健康四个方面对相关防控问题做了通俗解答。本书配有音频，扫描书中二维码即可收听。

在本书编写过程中，邀请了中华预防医学会秘书长冯子健承担审核工作，从专业性和科学性方面对书中内容进行了严谨把关，在此表示感谢。

疫情防控是一场全民行动，新就业形态劳动者为打赢这场人民战争贡献了重要力量。希望本书的出版能为保障新就业形态劳动者生命安全和身体健康发挥作用。由于疾病和疫情形势不断变化，对于新型冠状病毒的研究还在持续进行，书中内容如有不当之处，恳请广大读者指正。

目录

C O N T E N T S

第一部分 基础知识篇

第二部分 工作场所防护篇

第三部分 家庭生活防护篇

第四部分 心理健康调适篇

第一部分

基础知识篇

扫描二维码

收听语音版防疫知识

01 新冠病毒的主要传播途径有哪些？

目前可以确定的新冠病毒的主要传播途径为呼吸道飞沫传播、密切接触传播和气溶胶传播。

（1）呼吸道飞沫传播是指病毒感染者在说话、咳嗽、打喷嚏时带出分泌物或飞沫，使易感者感染。

（2）密切接触传播是指直接接触病毒感染者的分泌物或间接接触被病毒携带者的分泌物污染的物体，然后又触摸自己的口、鼻或眼而感染病毒。接触被病毒污染的物品后也可造成感染。

（3）在相对封闭的环境中经气溶胶传播。气溶胶传播是指新冠病毒可以附着在尘埃、飞沫上，以气溶胶的形式进行空气传播，而后被易感者吸入导致感染。很多行为都可以产生气溶胶，比如呼吸、咳嗽、说话、吐痰、呕吐、大小便（水冲洗）等。

02 新冠病毒感染者的临床分型是什么？

根据《新型冠状病毒肺炎诊疗方案（试行第十版）》，新冠病毒感染临床分型，从轻到重分为：轻型、中型、重型、危重型 4 个级别。

（1）轻型：有发热、咽干、咽痛、咳嗽，甚至头痛、肌肉酸痛等症状，但肺部 CT 显示没有肺炎表现。

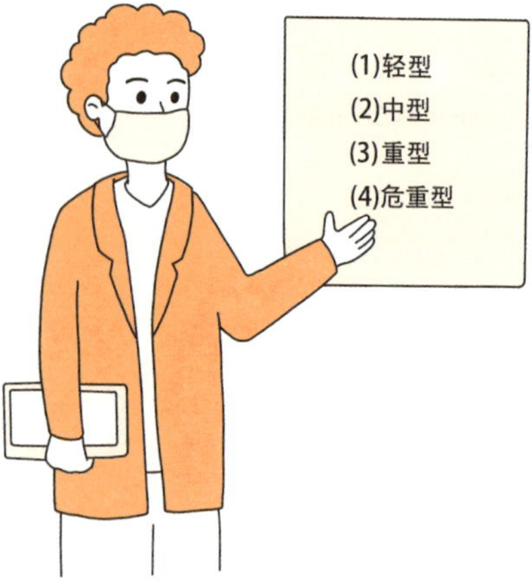

（2）中型：在轻型的症状基础上出现了明显的肺炎表现，经医生诊断，肺炎是由新冠病毒感染引起的。

（3）重型：中型在治疗后症状仍得不到缓解，肺炎进行性加重，出现呼吸频率加快、血氧降低等呼吸衰竭表现，肺部 CT 显示肺炎快速进展。重型常伴有自身基础疾病加重。

（4）危重型：病情进一步加重，需要呼吸机支持，或者出现休克、需要 ICU 支持的器官衰竭等情况。

03 奥密克戎变异株及其进化分支的致病力有区别吗？

当前，引发我国本轮新冠病毒感染的主要毒株是奥密克戎变异株。2022 年 12 月 27 日，国务院应对新型冠状病毒感染疫情联防联控机制综合组制定的《关于对新型冠状病毒感染实施“乙类乙管”的总体方案》指出，奥密克戎变异株及其进化分支的致病力和毒性相比原始株和德尔塔变异株等明显减弱。感染奥密克戎变异株的病例以无症状感染者和轻型病例为主，占比 90% 以上。

我国现阶段流行的新冠病毒以奥密克戎变异株 BA.5 的亚分支 BA.5.2 和 BF.7 为主，只要这个病毒还是奥密克戎变异株分支，病毒的毒性、致病力和传染性就不会有本质改变。

新冠病毒的传播力强了，但是它的毒性明显减弱。奥密克戎变异株目前感染的部位主要是上呼吸道，导致肺炎或者重型、危重型的比例相对较低。这既是奥密克戎变异株的特点，也与人群接种疫苗免疫水平的提高和国家采取的相应防控策略有关。不同的人上呼吸道症状表现不一样，跟他自身的免疫力、年龄、基础疾病有关系，并不代表病毒的致病力和毒性有改变。

因此，感染奥密克戎变异株并不可怕，通过科学防护和科学治疗，即可预防和治愈。

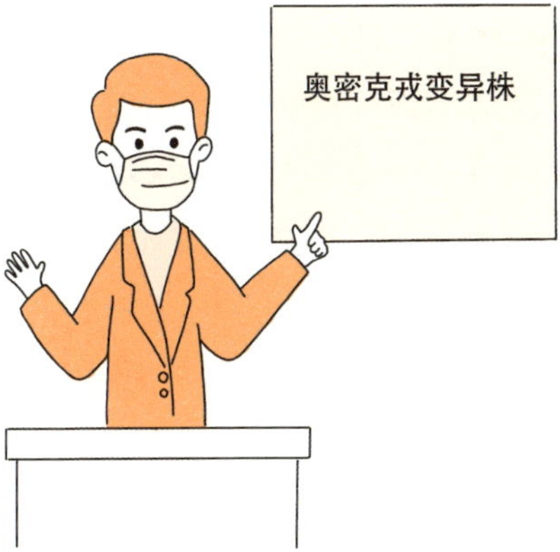

04 感染奥密克戎变异株的常见症状是什么？

大部分的奥密克戎感染者为无症状感染者和轻型病例。无症状感染者没有症状，仅核酸检测或抗原检测为阳性。在有症状的感染者中，大部分为轻型病例，以发热、乏力、咽干、咽痛、咳嗽为主要表现。部分轻型病例以鼻塞、流涕、咽痛、嗅觉和味觉减退或丧失、结膜炎、肌痛和腹泻等为主要表现。

多数病例预后良好，少数病例病情危重，多见于老年人、有慢性基础疾病者、围生期女性、肥胖人群。儿童病例症状相对较轻，部分儿童及新生儿病例症状不典型，表现为呕吐、腹泻等消化道症状，或仅表现为反应差、呼吸急促。

05 新冠病毒检测的常见方法有哪些?

目前，常见的新冠病毒检测方法是核酸检测和抗原检测。核酸检测方法的准确性、敏感性更高。新冠病毒核酸检测阳性为确诊的首要标准。与核酸检测相比，抗原检测更加快捷。它将新冠病毒抗原和抗体结合反应的结果显示在试纸条上，可以让检测者直接读取结果，在家即可操作，适用于自测。

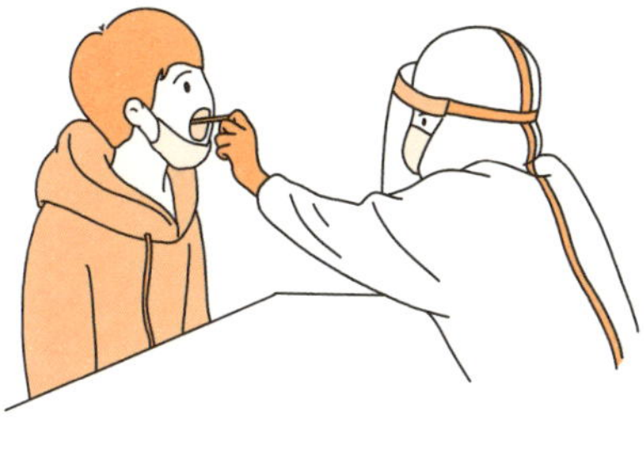

06 进行抗原检测时，有哪些注意事项？

（1）在进行抗原检测前，应使用流动清水或手部消毒液充分清洗双手。

（2）仔细检查抗原自测试剂是否在保质期内，检查包装是否有破损。

（3）在进行样本采集时，自检者应先用卫生纸擤去鼻涕。采样时，应避免手部接触、污染拭子头。拭子在鼻腔内停留的时间不应少于 15 秒。

（4）结果判读。阳性结果：“C”处和“T”处均显示出红色或紫色条带，“T”处条带颜色可深可浅，均为阳性结果。阴性结果：“C”处显示出红色或紫色条带，“T”处未显示条带。无效结果：如“C”处未显示出红色或紫色条带，无论“T”处是否显示条带，结果都是无效的，需重新检测。

07 自测抗原结果阳性是否意味着感染了新冠病毒？

在《新型冠状病毒感染诊疗方案（试行第十版）》中，增加了抗原检测阳性作为确诊新冠病毒感染的方法。抗原检测结果阳性基本上可以说明感染新冠病毒。在出现新冠症状时，即使抗原检测结果阴性，也不能排除新冠病毒感染，可以间隔 24 小时复测，或进行核酸检测。

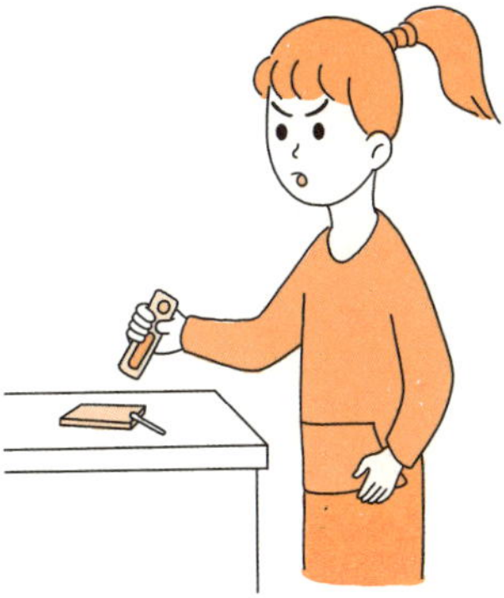

08 为什么已完成新冠病毒疫苗的基础免疫，还需要再次接种新冠病毒疫苗?

接种新冠病毒疫苗可以产生抵抗新冠病毒感染和降低疾病严重性的免疫力。基础免疫是指此过程中完成新冠病毒疫苗的第一剂或第一程接种。新冠病毒疫苗接种成功后所产生的免疫保护作用并不是终生有效的，而是有一定期限的。在完成基础免疫后，经过一定的时间，通过接种疫苗产生的免疫力会逐渐减弱或消失。为使机体继续维持必要的免疫力，需要根据不同疫苗的免疫特性在一定时间内进行疫苗的再次接种（复种），以保证免疫的持久性，这就是加强免疫。因此，要严格遵照规定的时间进行接种。

09 如何正确佩戴及保存口罩？

无论选择哪种口罩，都需要确认正反面、上下端，使用前洗手。

（1）金属条鼻夹侧朝上，深色面朝外及褶皱朝下。

（2）使用一次性医用口罩时，上下拉开褶皱，使口罩尽量覆盖口、鼻、下颌。

（3）双手指尖沿鼻梁金属条由中间至两边慢慢按压，直至紧贴鼻梁。

（4）适当调整口罩，使口罩周边充分贴合面部，形成密闭环境，让呼吸的空气经过口罩而不是四周的缝隙。

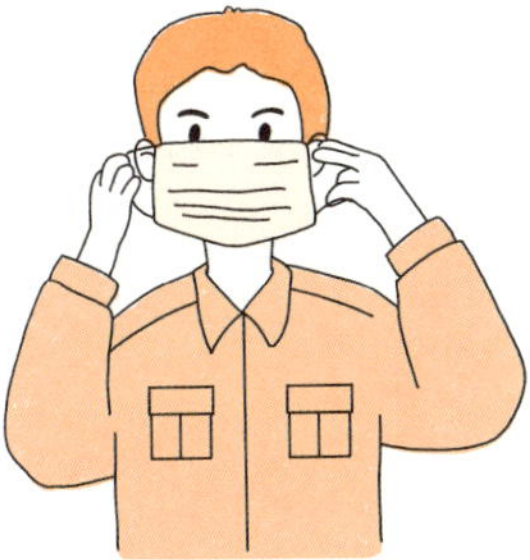

（5）建议2~4小时更换一次口罩，如口罩变湿或沾到分泌物，则要立即更换。

（6）摘口罩时，不要触摸口罩的暴露部分，用过的口罩应销毁丢弃。

值得注意的是，多个口罩同时佩戴不仅不能有效增强防护效果，反而会增加呼吸阻力，并可能破坏口罩的密合性。也不能使用蒸、煮、喷酒精等方式对一次性医用口罩进行消毒并循环使用，这样会降低防护效果。

临时保存口罩要注意：

（1）可将临时存放的口罩悬挂于清洁、干燥、通风处。

（2）如口罩有独立包装，取下口罩后将口罩朝内对折，放回原包装袋内。

（3）如要将口罩放在桌子上，可用酒精给桌子消毒，然后铺上洁净的纸巾，将口罩朝内对折后放在纸巾上，上方再覆盖一层纸巾。还可将 A4 纸对折，将口罩朝内对折后放入 A4 纸中。

（4）自备收纳袋，将口罩放入，注意对收纳袋消毒并定期更换。

10 新冠病毒感染者还会再次感染吗?

国务院应对新型冠状病毒感染疫情联防联控机制综合组专家回答，人体感染一次新冠病毒后，形成的免疫力对机体会起到一定的保护作用。但免疫力随着时间推移衰减，且奥密克戎可能快速变异出新的亚分支，出现较强的免疫逃逸能力，康复者不能完全避免二次感染。

国外有统计数据显示，感染过奥密克戎的人，不管有无症状，3 至 6 个月内二次感染的概率相当低，多数人在相当长时间内不会重复感染奥密克戎。

对于个人来说，疫情期间最好的办法仍是落实好防护措施，包括戴口罩、注意手部卫生、保持社交距离等，并积极接种新冠病毒疫苗，降低感染风险。

第二部分

工作场所防护篇

扫描二维码

收听语音版防疫知识

11 乘坐公共交通工具通勤时需要注意什么?

公共交通工具上往往人流密集，具有较大的病毒传播风险，特别是在交通高峰期间，尤其需要注意防护。乘坐公共交通工具通勤时，必须注意以下几个方面：

（1）在出行途中一定要全程规范佩戴口罩，中途不能摘下，非必要不喝水、不进食，更要避免与他人交谈。购票可采用扫码或刷

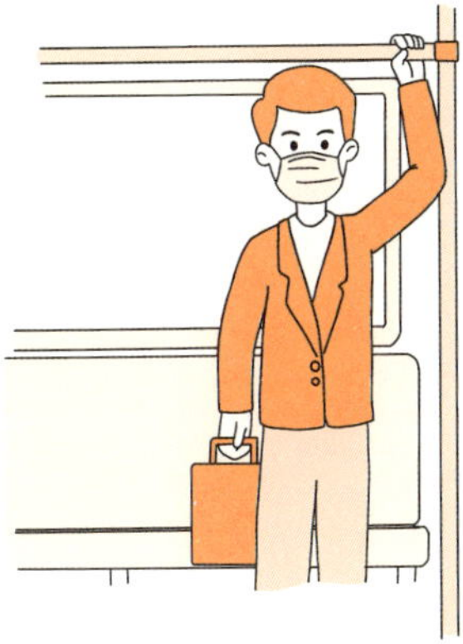

卡等非接触方式。

（2）时刻注意手部卫生，必要时可随身携带免洗消毒洗手液或戴手套，尽量避免用手触碰口罩外层和座位、扶手、扶杆、车门等区域。触碰后，不可再用手接触口、鼻、眼等部位。

（3）尽可能错峰出行，选择人流量少的交通工具，与其他乘客保持 1 米以上安全距离。如发现身边有人出现咳嗽等症状，尽量避免同乘。如果自己咳嗽或打喷嚏，一定不要摘掉口罩，并用纸巾遮住或用手肘遮挡口鼻处，并妥善处理用过的纸巾。

（4）乘坐公共交通工具后，要尽快清洗双手，对自己身上的衣服、携带的物品等也进行消毒。

12 乘坐电梯时要注意什么?

电梯间是密闭空间，人员流动大，空气不易流通，传播病毒和被感染的概率大，需要高度警惕。乘坐电梯时应注意以下细节：

（1）尽量不乘坐或少乘坐电梯，适当走楼梯还能起到锻炼效果。

（2）如有多部电梯，尽量合理分流人员，避免拥挤。

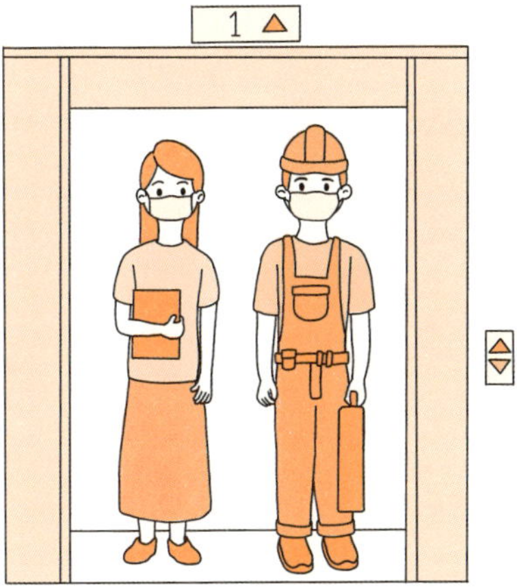

（3）在候梯时如发现有人咳嗽或有其他症状，尽量避免与其同乘。

（4）进入电梯前后，规范并全程佩戴口罩，避免与人谈话、说笑。

（5）避免用手直接触摸电梯内的物体表面，包括按钮。如无纸巾或其他物品垫用，可用肘部触动按钮。

（6）咳嗽或打喷嚏时，一定不要摘掉口罩，并用纸巾或衣袖内侧上部遮掩口鼻处，用过的纸巾扔到垃圾桶内。

（7）乘坐电梯后及时洗手。

此外，可提醒和监督负责电梯运营的单位加强对电梯的定期清洁消毒，特别是对于开关及楼层按键，要使用消毒剂擦拭消毒。在夜间或非人流高峰期，可打开电梯门进行彻底通风。

13 外卖配送员在取送餐时应如何做好防护？

（1）做好自我健康管理。上岗前检查工作服、口罩、手套和手消毒剂等个人防护用品的数量和质量，并测量体温，如出现体温异常，应当报告单位并及时治疗。

（2）做好外卖运送工具的清洁消毒。应当保持餐饮外卖的配送箱清洁，避免餐食遗撒，提倡增加清洁消毒频次。对运送车辆的封闭式箱体、闸把、扶手等频繁接触的部位应当进行清洁消毒，可用有效氯 500mg/L 的含氯消毒剂擦拭消毒，作用 30 分钟后，用清水擦拭干净。

（3）加强拣取、运送等环节的个人防护。在取外卖以及装运过程中，应当佩戴口罩、手套。口罩或手套弄湿或弄脏后，应当及时更换。

（4）餐饮外卖配送过程中，提倡将直接

入口食品和非直接入口食品、需低温保存的食品和热的食品，使用洁净的容器或者独立包装进行分隔。

（5）减少直接用手接触公共设备或设施表面，及时做好手部卫生。在外卖配送过程中，尽量减少直接用手接触楼梯扶手、电梯按钮、门把手等公共设施；乘坐厢式电梯时，要佩戴口罩、手套。

（6）强化个人防护意识。在与顾客交接外卖过程中，要佩戴口罩、手套，减少直接接触，交谈时至少保持 1 米以上的社交距离。在医疗卫生机构等特殊场所配送外卖后，要及时做好手部卫生。

（7）提倡采用非接触方式配送外卖，减少人员接触。

（8）在配送汤汁类外卖过程中，要提前与收件人电话联系，确定交接方式，减少滞留时间。在运送过程中注意是否有液体渗漏。如有液体渗漏，要及时更换外卖外包装，并对运送工具进行清洁消毒。

14 网约车司机在接送乘客时应如何做好防护？

（1）每天做好个人健康监测，按要求向公司进行报备。如果出现发热、咳嗽等症状，不要带病上班，要及时治疗。

（2）注意个人卫生，减少和乘客交谈。服务期间严格规范佩戴口罩，注意手部卫生，清洁双手前不要触碰口、眼、鼻，接触可能被污染的物品后必须洗手，或用手消毒剂消毒。

（3）出车期间要戴好口罩、手套等个人防护用品。车内备好口罩、手消毒剂、消毒湿巾、垃圾袋等常用防护、清洁用品，确保满足工作过程中的防护需求。

（4）车辆要多通风并每天消毒清洁。多开窗通风，保持车内空气清新，及时打扫车内卫生、清理垃圾，定期清洁和消毒车门把手、座椅等乘客经常触摸的位置。

（5）适当进行防疫宣传。可以在座椅背后张贴标语或放置宣传材料，进行防疫知识科普，提醒乘客做好个人防护。

（6）按要求定期进行核酸检测。

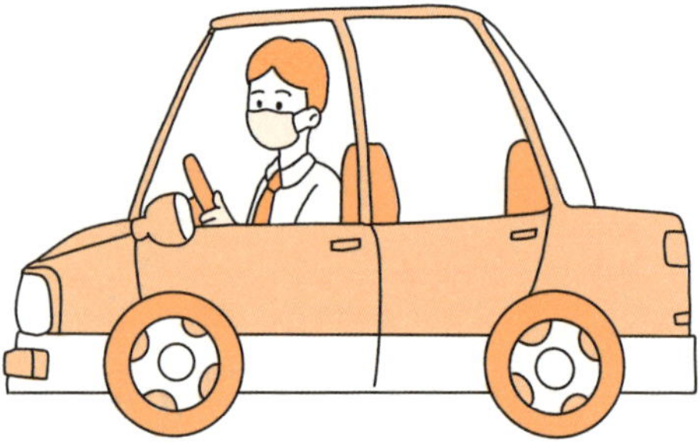

15 快递员在收发包裹时应如何做好防护？

（1）做好自我健康管理。上岗前检查工作服、口罩、手套和手消毒剂等个人防护用品的数量和质量，并测量体温，如出现体温异常，应当报告单位并及时治疗。

（2）做好快递运送工具的清洁消毒。对快递运送车辆的封闭式厢体、闸把、扶手等频繁接触的部位应当进行清洁消毒，可用有效氯 500mg/L 的含氯消毒剂擦拭消毒，作用 30 分钟后，用清水擦拭干净。

（3）加强快递拣取、运送等环节的个人防护。快递从业人员在取快递以及装运过程中，应当佩戴口罩、手套。口罩或手套弄湿或弄脏后，应当及时更换。

（4）分区放置快递，减少相互污染。在快递装运过程中，尽量将生鲜类与其他类快递分区放置。

（5）减少直接用手接触公共设施表面，及时做好手部卫生。在上门收发快递过程中，尽量减少直接用手接触楼梯扶手、电梯按钮、门把手等公共设施；乘坐厢式电梯时，要佩戴口罩、手套。

（6）强化收发快递过程中的个人防护意识。在与顾客交接快递过程中，要佩戴口罩、手套，减少直接接触，交谈时至少保持 1 米以上的社交距离。在医疗卫生机构等特殊场所收发快递后，要及时做好手部消毒。

（7）提倡采用非接触方式收发快递，减少人员接触。

（8）优化快递收发服务。在配送生鲜类快递过程中，要提前与收件人电话联系，确定交接方式，减少滞留时间。在运送过程中注意是否有液体渗漏。如有液体渗漏，要及时更换快递外包装，并对运送工具进行清洁消毒。

16 货车司机在长途中应如何做好个人防护?

（1）上岗工作前，全程接种新冠病毒疫苗，健康监测做到位。配合核酸检测，做好出行笔记，记录行车轨迹和接触对象。如发现体温异常、发烧、咳嗽等症状，不要带病上岗，做好自我防护。

（2）货物装卸、交接过程中全程规范佩戴口罩，保持1米及以上社交距离，可选择无接触式卸货；戴手套，避免手在接触公共设施后直接接触面部和眼睛；装卸货作业后，按要求完成车辆消杀。

（3）重点做好驾驶室、门把手、方向盘、座椅、仪表盘等重要部位的消毒工作。可用含有效氯500mg/L的含氯消毒液喷洒物体表面，作用30分钟后，用清水清洗擦干。也可用75%酒精或消毒湿巾擦拭消毒。

（4）途中停车时，减少前往封闭、空气

不流通的公共场所和人员密集的场所。

（5）就餐时，尽量避免在人员较多的饭店就餐，应选择空旷、人流量稀少的场所饮食休息，可自带餐食或选择外卖打包后在车上用餐，做好餐具的消毒清洁工作。用餐前、如厕后科学洗手。洗手采用七步洗手法，没有流水时使用免洗洗手液。

（6）到达目的地后或到家后立即彻底清洁双手及皮肤裸露部位；及时更换衣物，暴晒通风；消毒常接触的物品如手机、钱包、钥匙等。

17 新就业形态劳动者工作期间在外用餐应如何做好防护？

（1）应尽量选择通风良好、干净卫生的餐厅（馆），错峰就餐，避免聚集。

（2）点餐时，应当选择非直接接触付款方式。

（3）有序排队取餐，保持1米以上安全距离。

（4）就餐前，应当先洗手或选用免洗手消毒剂。

（5）在座位上坐定后再摘口罩，尽量不与他人面对面坐，提倡同向间隔就座。

（6）专心就餐不说话，快速就餐后离开。中途再次取餐时，需佩戴口罩。

（7）提倡减少堂食，尽量减少使用餐厅（馆）公共餐具的次数。

18 新冠病毒感染者康复后返岗要做好什么准备？

根据《新型冠状病毒感染诊疗方案（第十版）》，病例康复出院的标准为：一是体温恢复正常超过 24 小时；二是病情明显好转；三是肺部影像学显示急性渗出性病变明显改善。返岗前可做如下参考：

（1）青壮年发病 7 天后核酸逐渐转阴，传染性较低。发病 3 天后青壮年体温逐渐恢复正常，但咳嗽、咽痛仍然严重。从临床来看，发病 7 天后大部分轻症患者核酸开始转阴，病毒量也很低，基本不具备传染性。

（2）体温恢复正常后，再休息 3 天，一般情况下，咳嗽和鼻塞流涕咽痛的症状可明显缓解。当体感嗓子疼和咳嗽不再影响睡眠时，就说明身体已基本恢复。

返岗后建议坚持佩戴口罩，不降低防控标准。冬季属于呼吸道感染病高发期，康复后仍然要做好呼吸道防护，不要降低防控标准。返岗后，在人多密闭的公共场所坚持戴口罩，注意手部卫生，咳嗽、打喷嚏等礼仪。在食堂不要面对面就餐。

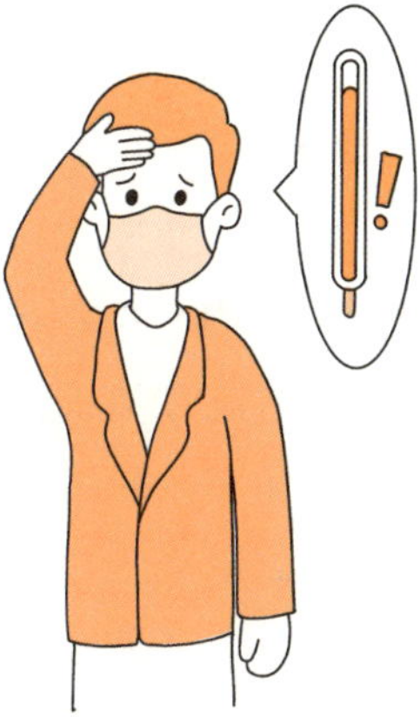

19 新冠病毒感染者康复返岗后要注意什么?

（1）坚持佩戴口罩。上班途中，乘坐公共交通工具或厢式电梯时，均应规范佩戴口罩。在办公场所，坚持科学佩戴口罩，建议随身携带口罩，视不同人群场景选择佩戴适宜的口罩。

（2）保持办公场所空气流通。通风时优先打开窗户，采用自然通风。有条件的可以开启排风扇等抽气装置以加强室内空气流动。空调使用前要加强清洗和消毒，集中空调通风系统使用时，确保室内新风量达到卫生标准要求，并定时打开窗户加强通风。

（3）保持个人卫生，勤洗手。到达工作场所后先洗手，工作期间，接触快递、清理垃圾、饭前便后等情况下，均应及时洗手或手消毒。不用未清洁的手触摸口、眼、鼻。外出回到家后，一定要先洗手。

（4）保持环境卫生清洁。及时清理垃圾。电梯按钮、打卡机、办公桌、会议桌、麦克风、门把手等公用物品或部位要加强清洁和消毒。用酒精或含氯消毒液擦拭即可。

（5）安全就餐。尽量避免人员聚集，餐具一人一用一消毒。购（取）餐注意手部卫生，保持安全社交距离。就餐时分散就座，不扎堆，不聊天，避免面对面就餐。

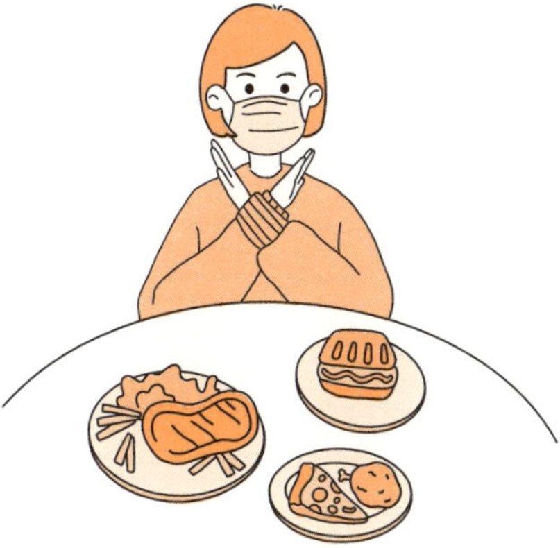

第三部分

家庭生活防护篇

扫描二维码

收听语音版防疫知识

20 居家日常消毒的方法有哪些？

为最大限度减少感染风险，应养成居家日常消毒的习惯。居家日常消毒应以清洁为主、消毒为辅，并对重点物品进行消毒，如餐具、快递物品、门把手、电视遥控器等。

以下几种物品或者方式可用于消毒：

（1）酒精：酒精能使细菌的蛋白质变性凝固。因此，可使用75%医用酒精进行消毒。

（2）蒸笼：从蒸笼里的水沸腾开始，用

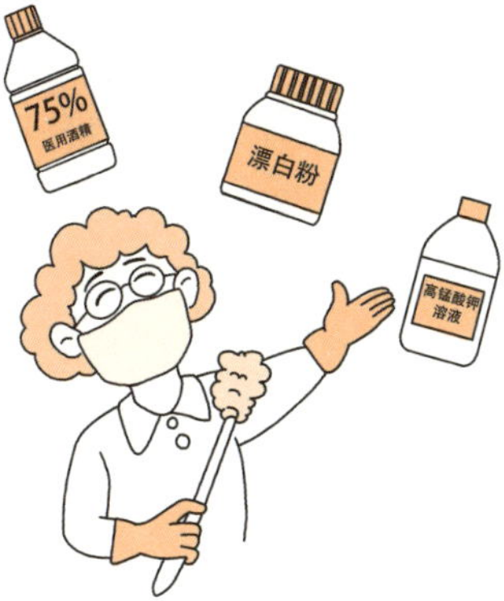

蒸笼蒸 20 分钟即可达到消毒的目的，适用于餐具、衣物和纱布的消毒。

（3）煮沸：100℃的沸水能使细菌的蛋白质变性，将需消毒杀菌的物品全部浸过水面，适用于餐具、玩具、奶瓶等小件物品的消毒。

（4）天然紫外线：天然紫外线就是太阳光，适用于衣物、毛绒玩具、被褥的消毒。

（5）高锰酸钾溶液：可以使用 5‰浓度的高锰酸钾溶液为餐具、蔬菜和水果消毒，浸泡 1 分钟之后，再用干净的饮用水冲洗一遍即可。

（6）漂白粉：漂白粉能使细菌的酶因失去活性而死亡，是非常有效的消毒杀菌物品。使用 1%~3% 浓度的漂白水（漂白粉加清水）喷洒桌椅、地板、墙面等，再用抹布擦拭，即可达到消毒目的。

21 能否提前服用药物或维生素 C 预防新冠病毒感染?

目前没有证据证明药物可以预防新冠病毒感染。吃好、喝足、睡饱，对提高免疫力有帮助。吃好，就是水果蔬菜要均衡，可以适当增加一些蛋白质；喝足，就是饮水量可以比平时适当增多，加速体内毒素排出；睡饱，就是充足的睡眠可以让免疫细胞更有能力杀灭病毒。

维生素 C 不可过量服用，正常情况下，通过平衡膳食就能获得充足的各类营养素。如，200 克新鲜草莓或 200 克西蓝花，就能满足 18 岁以上健康人群每天推荐摄入的维生素 C 含量（100 毫克）。长期过量补充维生素 C，可能带来尿路结石、尿酸升高、痛风等方面的风险。

22 去医院时，应如何做好防护？

（1）去医院看病时，尤其是去医院的发热门诊或呼吸科就诊时，必须戴上 N95 口罩或 KN95 口罩，必要时增加其他防护措施。

（2）尽可能避免与有呼吸道疾病症状（如发热、咳嗽或打喷嚏等）的人密切接触，尽可能避免触摸医院设备。

（3）保持良好的个人卫生习惯。离开医院回家后，立即用肥皂和清水或含酒精的免洗洗手液清洗双手，不用脏手触摸眼、鼻、口。

（4）密切关注发热、咳嗽等症状，出现此类症状要及时治疗。

23 孕妇居家和就医时应如何加强自我防护?

（1）孕妇居家时要注意监测体重变化、胎动情况，观察有无腹痛、阴道流血、流液及分娩征兆等情况，必要时监测血压（尤其是有基础疾病、血压异常者）。同时还要注意每日监测体温、有无感染新冠病毒的疑似症状，如发热、咳嗽、咽痛、胸闷、呼吸困难、乏力、腹泻、结膜炎、肌肉酸痛等，出现异

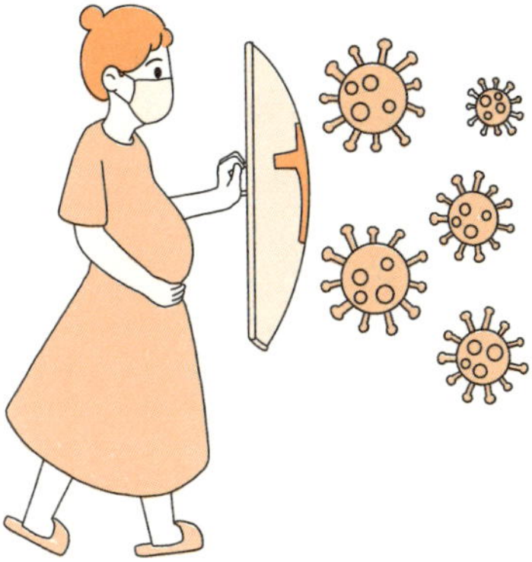

常时及时就医。

（2）孕妇如出现发热、呼吸道感染等症状，及时开展抗原或核酸检测。如果出现孕期异常情况（头晕头痛、视物不清、心慌气短、血压升高、阴道出血或流液、异常腹痛、胎动异常等）或有分娩征兆时，也应及时就医，不要因恐惧、担忧而延误病情。

（3）孕妇和陪同人员就医时要尽量避免乘坐公共交通工具，就医时要全程佩戴口罩，与其他人尽可能保持 1 米以上的安全距离，并且避免接触医院门把手、门帘、座椅等。如有接触，要对手部进行消毒，消毒之前不要用手接触口、鼻、眼。尽可能缩短在医院的停留时间。回家后要尽早清洗双手，妥善处理口罩，及时更换衣物。

24 儿童居家时应注意什么？

孩子对病毒的免疫力弱于成年人，居家时要注意以下几点：

（1）保持室内通风，每天至少2次，每次30分钟。对室内地面及孩子使用的物品定期清洁和消毒。

（2）给孩子配备儿童专用口罩。

（3）保证孩子有充足的睡眠及膳食均衡，以增加免疫力。

（4）帮助孩子养成良好的卫生习惯，包括勤洗手、不乱摸、不吃手、不挖鼻孔、不揉眼睛等。外出时避免让孩子直接用手触摸公用物体表面，触摸后需及时洗手。

（5）鼓励孩子在做好防护的前提下进行室外运动，同时注意与他人保持安全距离。

（6）当家长或看护人出现发热、干咳、咽痛、嗅（味）觉减退、腹泻等症状时，应及时开展抗原或核酸检测，避免与孩子接触。

25 老年人应如何加强个人防护?

（1）60 岁及以上老年人、具有较严重基础疾病人群和免疫力低下人群等重症高风险人群尽快完成新冠病毒疫苗全程接种和加强免疫，降低重症发生风险。

（2）在疫情流行期间，老年人、慢性基础疾病患者等人群尽量减少前往人群密集的公共场所，确需前往应全程佩戴口罩。

（3）日常生活用品单独使用。注意开窗通风，适量运动，合理膳食，规律生活，保证睡眠。

（4）老年人感染新冠病毒后，如出现呼吸困难或气促，经药物治疗后体温仍持续高于 38.5℃，超过 3 天，原有基础疾病明显加重且不能控制时，需要立即就医。

（5）患有基础疾病的老年人感染新冠病毒后，不可擅自停药。

26 慢性病患者个人防护要注意什么？

慢性病患者感染新冠病毒后，比普通人病情进展更快、严重程度更高。在就医不便的情况下，患有慢性病的人群更要注意自我防护。

（1）疫情防控期间，慢性病患者病情稳定时，建议不去或少去医院。要备齐药物，规范用药，按照医嘱坚持治疗，控制病情。

（2）在饮食方面，尽量选择适合疾病治

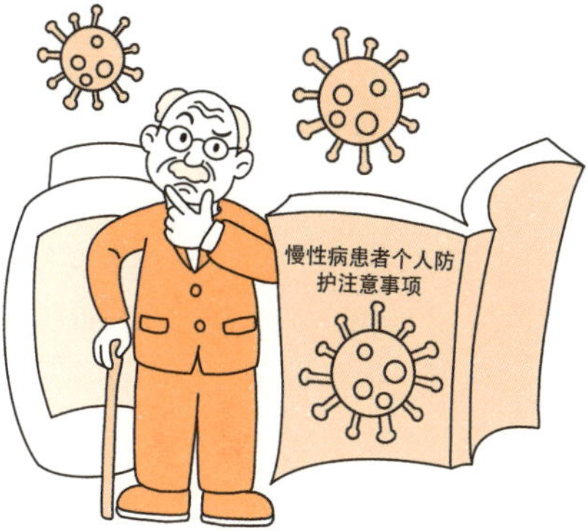

疗的食物。尽量居家锻炼，在做好防护的前提下，也可适当进行户外运动，但尽量不参加集体项目。保持乐观、积极的心态，以自己喜爱、可行的方式调整身体和心情。

（3）密切观察自己病情的变化，发现异常时要及时联系医生，也可选择远程或线上咨询，及时就诊。如果必须外出到医院就诊，可以就近选择能够满足就医需求的医疗机构，尽量避免去人流量大的医院就诊。可提前在网上或通过电话了解就诊医院的情况和看病流程，做好预约，减少就诊时间。

（4）外出就医时，尽量避免乘坐公共交通工具，慢性病患者及陪同人员应全程佩戴口罩，尽量避免与人近距离接触，少触碰公共物品。

（5）慢性病患者如果没有过敏以及其他严重的并发症，可考虑适时接种新冠病毒疫苗。

27 返乡人员应如何做好防护？

（1）出行前准备好出行防疫物品。口罩是必不可少的防疫物品，应该购买 N95 口罩或 KN95 口罩。在旅途中手部消毒是十分重要的。由于医用酒精、医用酒精凝胶和免洗洗手液都被禁止带上飞机、动车和火车，可以选择医用酒精湿巾或棉片来作为它们的替代品。

（2）旅途中全程正确佩戴口罩。尽量不要在车上摘口罩。如果实在需要喝水或者吃东西的话，尽量选择在人少的地方，或者在不佩戴口罩的人比较少的时间摘下自己的口罩。减少车厢内流动就能减少与更多的人发生接触的机会，上车后，除了非常必要的活动，尽量只待在自己的座位上。尽量少触碰车内物品，或与他人发生肢体接触。

（3）做好健康监测，在返乡初期规范佩戴口罩，减少与家中老年人尤其是合并基础性疾病患者的接触，并告知居住地乡村医疗卫生机构自己的联系方式。

（4）返乡人员出现发热、干咳、乏力、咽痛等新冠病毒感染相关症状时，可联系乡镇卫生院或村卫生室。

（5）对于无症状感染者、轻型病例采取居家治疗，不外出，居家期间尽可能减少与家人接触。

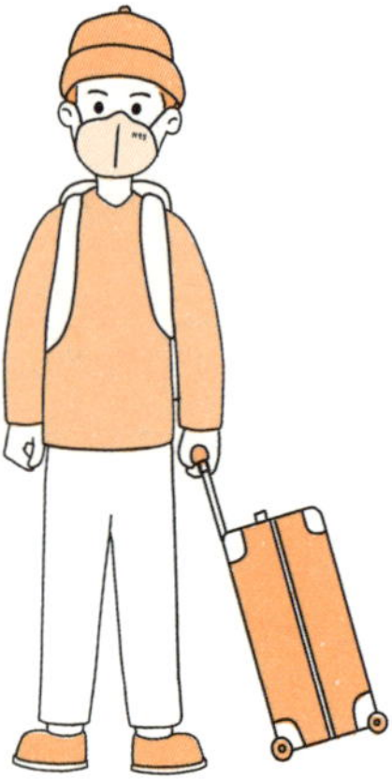

28 新冠病毒感染者居家健康管理有什么要求?

（1）室内通风消毒。每天定时开窗通风；做好卫生间、浴室等共享区域的通风和消毒。如家庭成员共用卫生间，感染者每次用完卫生间均应消毒。

（2）日用品使用。感染者个人物品单独放置，不与其他家庭成员共用。咳嗽或打喷嚏时用纸巾遮盖口鼻或用手肘内侧遮挡口鼻。

（3）日常防护消毒。准备食物、饭前便后、摘戴口罩时，应当洗手或手消毒。餐具使用后应当清洗和消毒。日常可能接触的物品表面及其使用的毛巾、衣物、被罩等需及时清洁消毒。被唾液、痰液等污染的物品随时消毒。

29 因身体原因无法接种新冠病毒疫苗的人应当怎么防护?

目前，全世界超过百亿剂的新冠病毒疫苗接种数据表明，疫苗是很安全的。在实际操作中，通常会对处于慢性病的急性发作阶段和生命终末期的老人暂缓接种疫苗。此外，部分免疫功能低下者、正接受免疫抑制治疗的患者、孕妇等也不推荐接种疫苗。除以上特殊情况外，接种疫苗一定是第一选择。

对于未接种新冠病毒疫苗的人群，与其共同生活的家人应做好个人防护，并及时按照国家规定接种疫苗，形成对于未接种疫苗人群的免疫屏障。此外，未接种疫苗的人群应严格做好个人防护措施，尽量减少外出和聚集，减少与社会面接触，同时注意个人卫生。如果家庭成员感染新冠病毒，一定要采取必要的防护措施。

30 新冠病毒感染者居家健康管理期间应如何进行自我照护和健康监测？

（1）目前新冠病毒感染者以无症状感染者和轻型病例为主，大多不需要过多治疗。一般感染者可在家自我照护，注意卧床休息，保证摄入充足的能量和营养。注意水、电解质平衡，维持内环境稳定。如遇健康问题，可向属地社区卫生服务机构寻求帮助。

（2）应当配备体温计（感染者专用）、纸

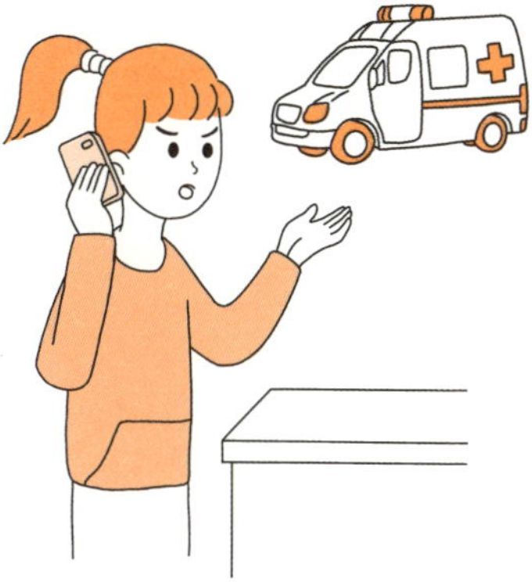

巾、口罩、一次性手套、消毒剂等物品及带盖的垃圾桶，每天早、晚各进行 1 次体温测量。密切监测生命体征，特别是静息和活动后的血氧饱和度等。

（3）无症状感染者不需要吃药。轻型病例按药品说明书规范使用退热药或中成药（OTC）来缓解症状。抗生素仅对细菌类感染有效，对新冠病毒无效，反而会引起抗药性，不应使用。

（4）新冠病毒感染可能导致慢性病、基础疾病病情加重，患有基础疾病的人一定要规律用药，控制好病情。

（5）有条件的感染者可以使用家用制氧机开展经鼻高流量氧疗。

31 新冠病毒感染者居家自我照护常用药有哪些？

2022年12月7日国务院应对新型冠状病毒肺炎疫情联防联控机制综合组发布《新冠病毒感染者居家治疗指南》，其中公布了新冠病毒感染者居家自我照护常用药参考表，针对不同的症状给出了相应的用药参考，具体如下：

（1）发热：对乙酰氨基酚、布洛芬、阿司匹林、金花清感颗粒、连花清瘟颗粒（胶囊）、宣肺败毒颗粒、清肺排毒颗粒、疏风解毒胶囊等。

（2）咽干、咽痛：地喹氯铵、六神丸、清咽滴丸、疏风解毒胶囊等。

（3）咳嗽咳痰：溴己新、盐酸氨溴索、愈创甘油醚、乙酰半胱氨酸等。

（4）干咳无痰：福尔可定、右美沙芬等。

（5）流鼻涕：氯苯那敏、氯雷他定、西

替利嗪等。

（6）鼻塞：赛洛唑啉滴鼻剂等。

（7）恶心、呕吐：桂利嗪、藿香正气水（胶囊）等。

适用人群及用法、用量须按药品说明书服用或咨询医生。

同时，按照相关规定，各级工会可从工会经费中设立新型冠状病毒感染防控工作专项资金，用于疫情防控保障和慰问等专项工作。有需要者可以寻求自己所在工会组织帮助购买相关居家自我照护常用药。

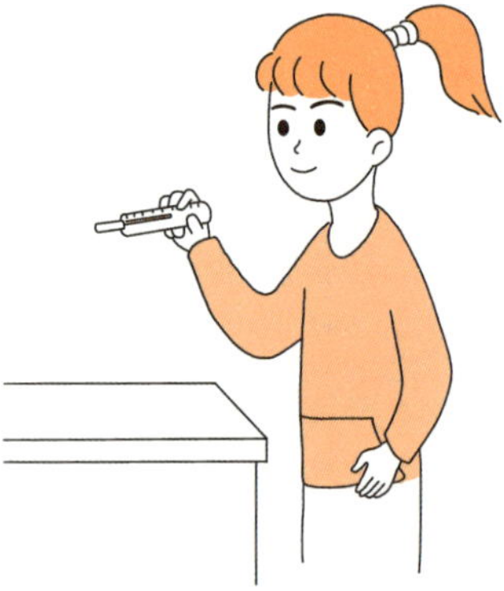

32 新冠病毒感染者居家用药要注意什么？

（1）没有症状不要吃药。退热药、感冒药都不能预防疾病，只能缓解症状。在没有症状时，不可盲目服药。虽然很多药品都是非处方药（OTC），但不当使用也会出现副作用，容易造成肝肾功能损伤。

（2）退热药与复方感冒药不能同时吃。退热药不可与常见的感冒药同时使用，也不可与中成药同时使用。很多复方感冒药、中成药中也含有对乙酰氨基酚，随意混用会增加药物过量的风险。

（3）退热药不要重复吃。对乙酰氨基酚与布洛芬属于同一类解热镇痛药，同时使用可能导致急性肝衰竭。

（4）不要超剂量、超次数用药。过量的药物不仅不能缓解症状、加速康复，还会导致更多的副作用。药物有不同的起效时间和半衰期，应严格根据药物特征按时间间隔服用。尤其是退热药，切忌因为高烧不退反复多次使用。

（5）不要盲目使用消炎药。感染奥密克戎是病毒性感染，消炎药（阿莫西林、头孢等）通常是针对细菌感染情况使用，不要盲目使用消炎药治疗新冠病毒。

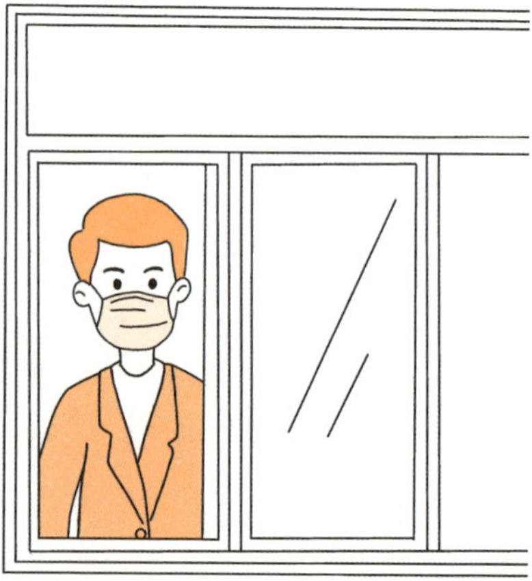

33 新冠病毒感染者居家健康管理期间出现哪些症状后要立即就医？

国务院应对新型冠状病毒肺炎疫情联防联控机制综合组发布的《新冠病毒感染者居家治疗指南》中指出，居家自我照护如出现以下情况，可通过私家车、120 救护车等方式，转至相关医院进行治疗。

（1）呼吸困难或气促。

（2）经药物治疗后体温仍持续高于 38.5℃，超过 3 天。

（3）原有基础疾病明显加重且不能控制。

（4）儿童出现嗜睡、持续拒食、喂养困难、持续腹泻或呕吐等情况。

（5）孕妇出现头痛、头晕、心慌、憋气等症状，或出现腹痛、阴道出血或流液、胎动异常等情况。

34 新冠病毒感染者居家健康管理期间在膳食和作息方面有哪些注意事项?

摄取膳食营养是人体免疫系统正常工作、抵御疾病风险的重要保障。新冠病毒感染者除做好个人防护之外，还要坚持合理膳食和规律作息，以增强自身免疫力。

（1）吃多种食物。只有食物多样化才能满足人体对能量和各种营养素的需要。每天的膳食中尽量包括鱼肉蛋奶类、谷薯类、蔬菜水果类、大豆坚果类等食物。

（2）能量要充足。每天摄入谷薯类食物 250~400 克，包括大米、面粉、杂粮等。

（3）保证蛋白质的摄入。每天摄入优质蛋白质类食物 150~200 克，如瘦肉、鱼、虾、蛋、大豆等。尽量保证每天吃 1 个鸡蛋，摄入 300 克的奶及奶制品。

（4）多吃新鲜蔬菜和水果。每天摄入蔬菜 500 克以上、水果 200~350 克，尽量多吃深色蔬菜。

（5）规律进餐，定时定量。保证一日三餐，按时吃饭，能量合理分配。

（6）足量饮水，少量多次。饮水可保障体内营养成分及时运输及代谢产物的排出，保持体温恒定。成年人每日饮水 1500~1700 毫升（7~8 杯），少量多次饮用。首选温热白开水，也可选择淡茶水。

（7）作息规律，保证睡眠充足。规律而充足的睡眠可以有效改善身体机能，提高机体的抗病能力。成年人每日平均睡眠时间为 7~8 小时。

（8）适度运动，减少久坐。居家健康管理时，室内空间往往有限，可结合运动 App 和网络视频，积极进行身体活动，减少久坐或躺卧等静态生活时间。

35 新冠病毒感染者居家健康管理期间的生活垃圾应该如何处理？

新冠病毒感染者在居家健康管理期间的生活垃圾也具有较强的传染性，应妥善处理。感染者在扔垃圾之前，可将垃圾袋扎紧，最好用双层袋，避免垃圾泄漏，在对垃圾及垃圾袋喷洒消毒剂或 75% 医用酒精后，交由同住人协助处置。同住人在处理垃圾时，须佩戴 N95 口罩或 KN95 口罩以及乳胶手套或一次性手套，对外包装消毒后将垃圾放置在指定地点，事后做好手部消毒。

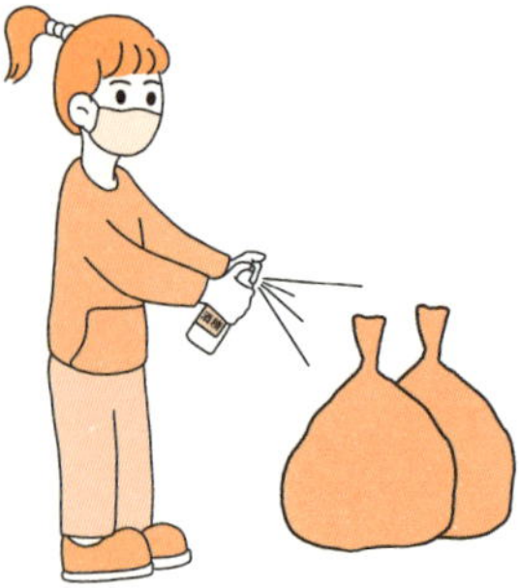

36 新冠病毒感染者因特殊情况需要外出时，应注意什么？

（1）原则上，新冠病毒感染者非必要不外出、不接受探访。有就医外出需求的感染者，要全程做好个人防护，点对点到达医疗机构，就医后再点对点返回家中，尽可能不乘坐公共交通工具。

（2）有特殊治疗和用药需求的感染者，可选择合适的方式前往就医。出现危急重症时，可直接拨打 120 急救电话或者选择合适的方式前往医疗机构救治。

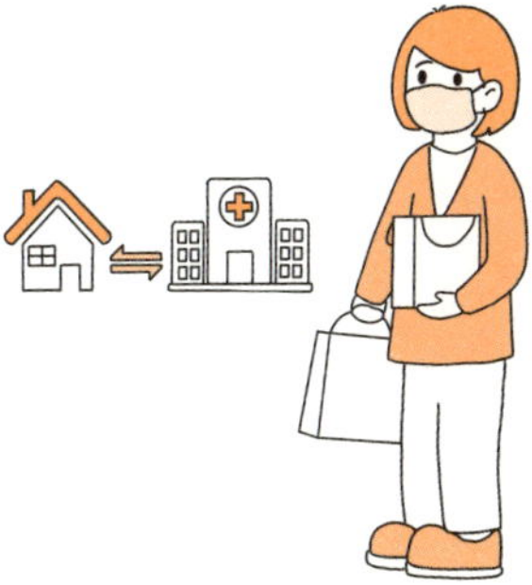

37 新冠病毒感染者居家健康管理期间，应如何预防同住人被感染？

（1）感染者最好单独居住，同住人不应进入感染者的房间。如果条件不允许，选择房屋里通风较好的房间作为感染者的房间，保持相对独立。

（2）居家健康管理期间，感染者应留在自己的房间里，关上门，避免与同住人面对面接触。每日开窗通风 2~3 次，每次不少于 30 分钟。

（3）在条件允许的情况下，感染者尽量使用单独卫生间和浴室，避免与同住人共用。如无法单独使用这些区域，则需错开使用时间，并做好卫生间、浴室等共享区域的通风和消毒。

（4）感染者如果需要在同住人在场的情况下在房间内走动，如去卫生间或者浴室等，感染者和同住人必须正确佩戴 N95 口罩或

KN95 口罩。

（5）感染者避免与同住人共同进餐和共享任何私人物品，包括毛巾、餐具、水杯等。

（6）可在感染者的房间门口放一把椅子，将物品放到椅子上，待同住人离开后，感染者正确佩戴 N95 口罩或 KN95 口罩，开门取物品，避免面对面接触。

（7）房间最好选用分体空调，如使用中央空调，应在保证空调运行正常的基础上，加大新风量，全空气系统关闭回风。

（8）同住人要对感染者使用过的物品进行认真消毒，消毒时佩戴 N95 口罩或 KN95 口罩以及一次性手套等。

（9）将感染者用过的纸巾、口罩、一次性手套以及其他生活垃圾装入塑料袋，放到专用垃圾桶。

38 新冠病毒感染者康复后，哪些事别急着做？

（1）别急着剧烈运动。康复后要循序渐进恢复运动。对于没有基础疾病的康复者，恢复锻炼应该在康复一周后，如果出现咳嗽、气促、心悸等症状，要立即停止运动。

（2）感染新冠病毒后，是否洗澡要结合个人身体情况。洗澡时间一定要短，洗澡时要注意保温，如果康复后还觉得身体不适，可先用热毛巾简单擦拭身体。

（3）别着急探访老人小孩。建议康复满 10 天后，再去探访高龄老人、婴幼儿，这样才能保重更安全。

（4）咳嗽时千万别硬憋着。转阴后仍咳嗽，是修复气道的康复过程。所以有咳嗽千万不要硬憋着，如干咳，可使用一些对症止咳药。

（5）康复后过 6 个月再接种疫苗。康复后一般获得的保护力可以持续 3 ~ 6 个月，此后再去接种一次加强针。老年人因为保护力的时间比较短，可以在 3 个月后去接种一次加强针。

（6）康复后不要大吃大喝，要保持清淡饮食，加强营养，摄入足够的蛋白质，多吃蔬菜水果，保证体力的恢复。同时，生活节奏要适当放缓一点儿，不要熬夜。

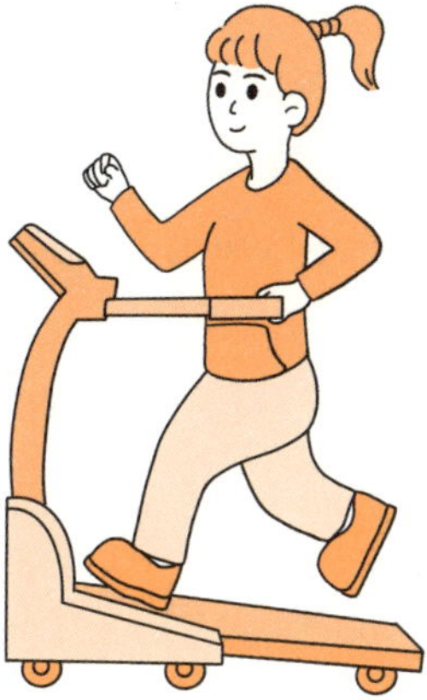

39 孕产妇感染新冠病毒后，对胎儿或婴儿有影响吗？

（1）孕妇感染新冠病毒后，不会直接导致流产，因为新冠病毒通过母体传播的可能性不大，不用特别担心。

（2）产妇感染新冠病毒后，可以正常哺乳，因为新冠病毒不会通过母乳传播。母乳喂养时，为防止婴儿感染，产妇可以佩戴贴合良好的口罩（如医用外科口罩或 N95 口罩），做好手部消毒。哺乳后，对婴儿与产妇可能接触过的共用区域消毒。

（3）如果产妇出现发热等症状时，建议暂停哺乳，可以将母乳吸出，用奶瓶喂养。

40 儿童感染新冠病毒后的症状与成人有哪些差异?

从临床看，儿童和成人感染新冠病毒的症状和病程有着明显差异，主要有以下特点。

（1）儿童感染者潜伏期很短。成人感染者一般在 3 天内发病，儿童多在 1 天内发病。

（2）儿童感染初期的症状以发热为主，热型不定，但多数婴幼儿有高热表现。与成人感染初期咽干、咽痛不同，儿童尤其是婴幼儿感染后，可能会因为体温迅速上升导致热性惊厥。

（3）儿童感染新冠病毒主要侵袭上呼吸道，少有肺炎表现。儿童出现肺炎、发展为重症的比例都比成人感染者要低。

（4）成人感染后症状主要集中在呼吸道，儿童除了呼吸道症状，可能伴有呕吐、腹泻等消化道症状。

41 新冠病毒感染者家庭消毒要注意什么?

对于有居家自我照护人员的家庭，家庭消毒很有必要，因为消毒是阻断传染病传播途径的有效措施和手段。

（1）物品表面消毒。台面、门把手、电话机、开关、热水壶、洗手盆、马桶等，使用含有效氯250~500mg/L的含氯消毒液擦拭，每天至少1次。

（2）餐具消毒。煮沸15分钟是首选，或使用含有效氯250~500mg/L的含氯消毒液擦拭15分钟，再用清水冲净。

（3）衣被、毛巾消毒。居家自我照护人员的衣被、毛巾清洗时需要单独放置，使用含有效氯250~500mg/L的含氯消毒液浸泡30分钟，再用清水冲净。也可煮沸消毒15分钟，再用清水冲净。需要注意的是，含氯消毒液对有色织物有漂白作用。

（4）厕所消毒。便池及周边使用含有效氯2000mg/L的含氯消毒液擦拭，作用30分钟。门把手、水龙头等处使用含有效氯500mg/L的含氯消毒液或其他可用于表面消毒的消毒剂擦拭，作用30分钟后用清水擦净。

（5）垃圾消毒。感染者用过的纸巾、口罩、一次性手套等装入塑料袋，使用含有效氯500~1000mg/L的含氯消毒液或75%酒精喷洒消毒至完全湿润。扎紧塑料口袋，和家里其他垃圾一起丢弃。

（6）被唾液、痰液等污染的物品消毒。使用含有效氯500~1000mg/L的含氯消毒液或75%酒精或其他可用于表面消毒的消毒剂擦拭，作用30分钟后用清水擦净。

42 感染新冠病毒后，如何缓解咽痛和咳嗽？

对于感染新冠病毒后引发的咽痛，可以使用如下方法缓解：

（1）高渗盐水漱口。将 5~6 克食盐加入 250 毫升温开水，配置高渗盐水用以漱口。注意不要吞咽，含于口腔和舌根处 20~30 秒后将盐水吐出，再用清水漱口。

（2）吃润喉糖。病毒一般通过鼻腔或喉咙进入体内。含润喉糖时，口腔会分泌更多唾液，有助于抑制喉咙中的微生物。

（3）适当多饮水。饮水有助于咽痛的缓解，还可以让咽部黏膜保持湿润，在一定程度上稀释痰液，有利于黏稠痰液的排出。注意，有慢性心衰或慢性肾功能不全等基础疾病的患者，应在临床对症治疗及遵医嘱下确定饮水量。

（4）局部冷敷。可帮助减少喉咙肿痛。

尝试适当地吃些冰的食物，例如雪糕，可帮助减少肿痛。注意不要使用刺激性强的漱口水，以免加剧呼吸道干燥。

对于感染新冠病毒后引发的咳嗽，可以使用如下方法缓解：

（1）垫高头部。平躺时，呼吸道中的分泌物容易积聚，会加重咳嗽，尤其是晚上。最好将头颈和背部从高到低同时垫高，比如用 2 个枕头，一个横放，另一个竖着搭在上面，呈“T”字形。

（2）冰糖炖雪梨。干咳时，可以将一只生梨挖空，中间放点冰糖，加水一起炖熟，还可以放点百合、金银花。3~4 个金橘煮水代茶也可以。

（3）多喝温水。有助于把呼吸道里的致敏物质稀释、清除，减少呼吸道的过敏反应。

（4）不要光凭嗓子用劲咳嗽。这样不仅不能有效清理呼吸道分泌物，还会导致咽痛、声嘶。

43 新冠病毒感染者康复后为什么仍觉得胸闷气短虚弱?

很多人在感染时会出现高热、全身酸痛、乏力、出汗多、头痛、咽痛等症状，所以在康复之后，还有一些人会持续有乏力、虚弱甚至胸闷等症状，通常在 2 周内可以缓解。

如果觉得自己状态还是不太好，可以多休息几天。在复工以后，如果发现自己身体比较乏力，也可以再休息几天。对于免疫功能正常的年轻人，绝大多数人 2 周内就能够基本上恢复到生病前的状态了。

千万不要刚一康复就立刻从事非常繁重的工作，或者立刻进行剧烈的运动，我们还是需要循序渐进，一旦发现劳累、出虚汗等问题赶紧休息。

第四部分

心理健康调适篇

扫描二维码

收听语音版防疫知识

44 如何消除在大规模感染情况下可能频繁接触感染源的恐慌情绪？

（1）首先我们要面对的是，在出现大规模感染的情况下，会有可能接触到已感染的客户。面对这种可能性，首先要停止抱怨和恶意猜测，比如“我怎么这么倒霉”“你怎么‘阳’了还故意不说”。当前的情况下，绝大多数人不是故意传染他人的，因为没有症状或者抗原测不出来的情况是存在的。我们要接受这就是一个必经的过程，每个人都有被感染的概率。

（2）其次要做的是评估自己的身体情况，要不要继续工作。这个评估是对自己负责的一个过程。最了解身体情况的人肯定是自己，如果身体情况允许，那就坦然面对。如果自己的身体确实有一些基础疾病，风险比较大，那也要对自己负责任，可以暂时休息，也可以跟领导协商暂时转岗。要主动沟通，寻求解决问题的办法。

（3）选择继续工作的人员，自己也要做防护准备。如果发现自己感染，怎么保证休息，怎么保证药品和食物，让自己尽快恢复。面对一个不确定的事情，需要做的是准备好自己能做的。这样面对恐慌情绪的时候，就会有稳定感。

（4）尤其需要提醒的是，快递员、外卖配送员、网约车司机和货车司机这四个职业，都涉及交通安全。如果发现自己有感染症状，不要带病工作，要及时休息。

45 如何缓解常态化疫情防控下的焦虑和压抑情绪？

疫情的出现暂时地改变了我们原本的生活状态，给我们的工作和生活带来了种种限制和不便。在此情况下，有些人难免会产生焦虑和压抑的情绪。面对这种情绪，我们应该从以下几个方面来调节。

（1）要面对现实，知道这是一个必经的过程，但情况不会一直这样，只会越来越好、越来越有序，现在是过程，不是结果。

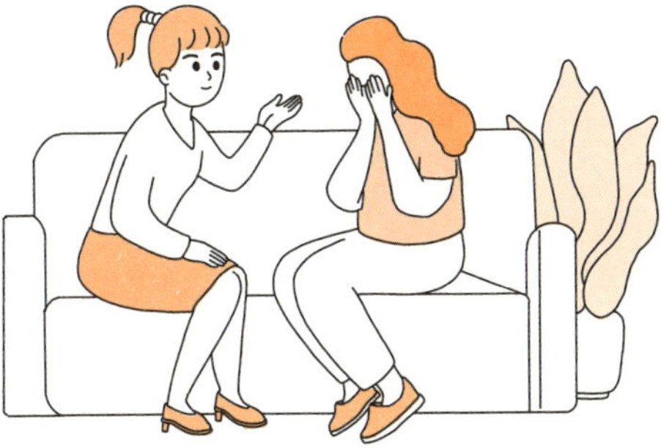

（2）尽量少去看网上的一些负面信息。现在是自媒体时代，网上的信息铺天盖地，一些负面信息特别容易引发人的焦虑和压抑情绪。这些负面信息很多是极端的个例，甚至是不实的信息。我们要多跟身边确定的人去了解确定的事，少去看一些不了解真实情况的负面信息。

（3）寻求心理支持。如果发现自己有焦虑和压抑的情绪，可以去寻找对外表达的渠道，如跟家人或朋友聊聊自己的情绪，也可以寻求专业心理咨询人士的帮助。各地各级工会组织可为职工提供心理热线、心理咨询、心理疏导等服务，必要的时候，可以向自己所在的工会组织寻求帮助。

46 因为疫情导致线上订单量激增，工作压力大怎么办？

疫情下社会的大背景让很多人都有恐慌心理，这会让服务人员的工作不由自主地被推上快车道。但越是面临这样的情况，就越需要稳住。

快递员、外卖配送员、网约车司机和货车司机，跟客户相处其实是有 2 个目标的，一是维持关系，二是解决问题。当前的情况是，在很多问题解决不了的情况下，怎么维护关系。

（1）及时澄清自己能做到的和做不到的很重要，沟通是很重要的。很多客户不是不能接受变化，而是不能接受没有回应。比如，快递公司很多网点会出现快递员接连被感染、快递积压的情况，客户的情绪会放大。这个时候需要做的是及时沟通，告诉对方出了什么问题，是货物运不过来还是到了快递网点但是现在没有人送，预计会在多长时间送出。保持沟通就会让大家相互理解。

（2）澄清自己的情况后，其次是澄清对方的诉求，共同找到解决问题的办法。停止相互指责，保持信任和合作是很重要的。

（3）这几个行业的平台管理部门也要做相应的调整，承担起沟通的责任，帮一线工作人员减轻压力。

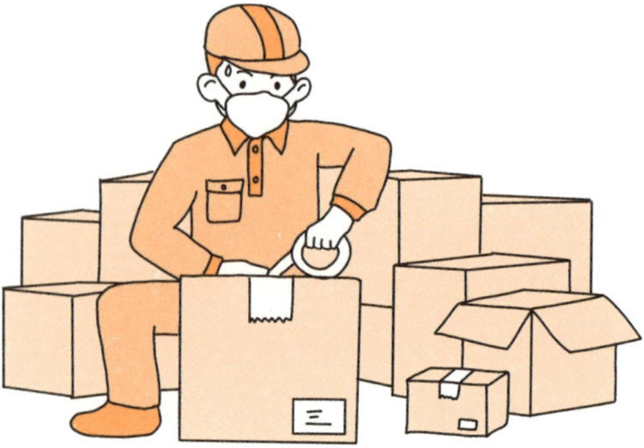

47 老家的父母和孩子感染新冠病毒后，如何对其进行心理疏导？

（1）老家的父母和孩子感染新冠病毒之后，在外边工作的家人肯定是会非常担心的。同时，在老家人的眼里，在外面工作的人就是有见识的，是家人的精神支柱。首先是用父母和孩子能听懂的语言，讲述感染新冠病毒后可能出现的反应和过程。让家人有心理准备，消除恐惧心理。

（2）每天的联系很重要，约好在特定时间给家人打电话，询问病情，提供支持和安慰，让家人知道自己心里在牵挂他们。这会让家人感受到温暖，好的心情和亲密关系是有利于病情恢复的。

（3）问他们的需求，有什么自己能解决的具体问题第一时间解决。

（4）照顾好自己，要明白，自己的安全对家人来说是非常重要的。

48 总觉得自己要感染新冠病毒了怎么办?

（1）突如其来的疫情，对每一个人来讲都是一种突发的刺激、强烈的应激事件。面对应激，我们需要调动自身的能量来应对外界环境的威胁，这样很容易导致人体内、外环境的稳定性被打破。在应激情况下，人体的免疫力下降，导致心率加快、血压升高、胃肠道蠕动减慢，产生胸闷、心悸、胃部不适等躯体症状。

（2）应激事件也常常会诱发精神障碍，给个体带来痛苦的情感体验。担心是最大的心理特征，部分人员可出现焦虑情绪，特别关注躯体的感觉，并且将身体的不舒服与新型冠状病毒感染联系起来，情绪越来越暴躁、经常发脾气，逐渐出现恐慌、疑病的心理。

（3）要正确认识自己的心理状态，适当的焦虑会调动机体的能量，有助于我们更好地适应环境变化。但是长期过度的焦虑、恐慌、抑郁等负面情绪会给我们的身心带来负面影响，严重干扰日常生活。因此要正视自己的不良情绪，并且学会管理自己的情绪，适当转移注意力。如果有较严重的症状，应寻求专业人员的帮助。

（4）要正确对待疫情信息。应从官方渠道了解疫情信息，客观理性地认识疾病、了解疫情。既不要将疫情过度灾难化，也不要盲目乐观，要积极响应国家号召，配合做好防护工作，戴口罩，勤洗手，勤通风。

（5）要规律作息，增强体质。作息的不规律会打乱我们身体的内环境，降低免疫力，因此要按时起床、吃饭，保证良好的睡眠，同时加强自身锻炼。这样既可以提高免疫力，又能很好地减少负面情绪。

49 新冠病毒感染者应该如何进行心理调适?

（1）停止去问“为什么是我，我是怎么感染的，我怎么这么倒霉”，放下对感染过程的关注，接受感染新冠病毒是大部分人今后可能都会经历的一个过程，自己不是受害者。

（2）把精力放到关注自己的身体状态上来。感受身体的症状，用适合自己的方式进行科学自我照护，保证规律的作息和饮食。

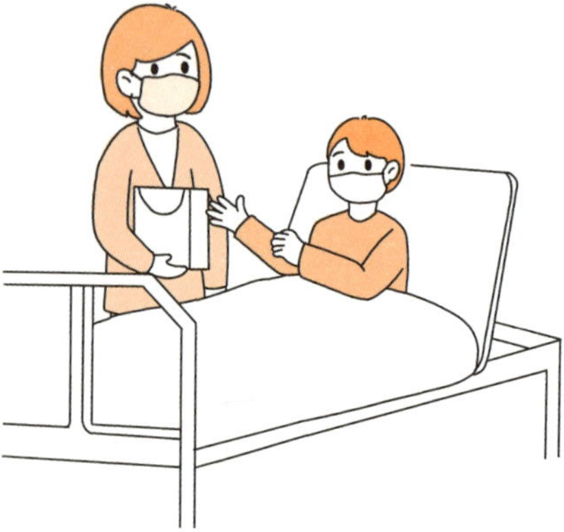

（3）保持跟外界的沟通。居家是为了更好地恢复身体，而不是要把自己变成一座孤岛。需要支持时，可以向外界表达需求。同时也可以关注自己感染后的反应，总结经验并分享给周围的同事和朋友。

（4）如果家人、同事或朋友因与自己接触感染新冠病毒，不要为此自责和感到愧疚。在当前和未来一段时间，这种情况是一个常见的现象，确实难以完全避免。

50 疫情下，怎样提升对生活和工作的掌控感?

（1）形成一个仪式。每天早上告诉自己，新的一天开始了。

（2）对可能发生的意外和不确定的事情做一下评估。事实上，不存在绝对的不能掌控。我们可以评估一下，在不确定的过程中，能掌控的比例是多少，能掌控的部分是什么，这其实也是一种掌控。

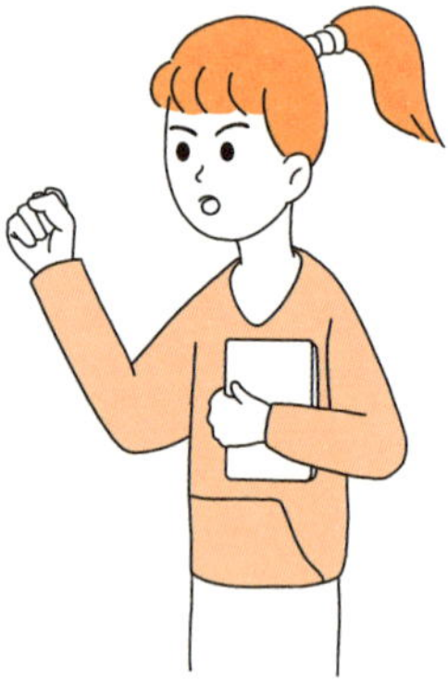

（3）建立属于自己的时间结构。可以把时间结构分为与他人相处的时间和与自己独处的时间，对这两种时间分别规划。在与他人相处的时间里，又可以安排活动、仪式、消遣、建立亲密关系等不同内容。通过规划时间，可以增强掌控感。

（4）盘点自己的社会支持系统。在很多情况下，我们都可以得到来自方方面面的支持。人际关系是我们非常重要的资源，合理利用，能有效提升自己对生活和工作的掌控感。